AF299769

DE L'HÉRÉDITÉ

DANS LES DIVERSES AFFECTIONS DE L'APPAREIL

UTÉRO-OVARIEN

PAR

LE Dr Vic. DE FOURCAULD

Ancien interne à Saint-Lazare et à la Santé,
Lauréat de la Société médico-psychologique,
Membre de la Société d'anthropologie,
de la Société médico-pratique, de la Société de médecine pratique,
de la Société médicale du IXe arrondissement,
Membre correspondant de la Société de médecine de Bordeaux, etc.

PARIS

A. PARENT IMPRIMEUR DE LA FACULTÉ DE MÉDECINE

A. DAVY, successeur.

31, RUE MONSIEUR-LE-PRINCE, 31

1881

DE L'HÉRÉDITÉ

DANS LES DIVERSES AFFECTIONS

DE L'APPAREIL UTÉRO-OVARIEN

DE L'HÉRÉDITÉ

DANS LES DIVERSES AFFECTIONS DE L'APPAREIL

UTÉRO-OVARIEN

PAR

LE Dr Vic. DE FOURCAULD

Ancien interne à Saint-Lazare et à la Santé,
Lauréat de la Société médico-psychologique,
Membre de la Société d'anthropologie,
de la Société médico-pratique, de la Société de médecine pratique,
de la Société médicale du IXe arrondissement,
Membre correspondant de la Société de médecine de Bordeaux, etc.

PARIS

A. PARENT IMPRIMEUR DE LA FACULTÉ DE MÉDECINE
A. DAVY, successeur.
31, RUE MONSIEUR-LE-PRINCE, 31

1881

DE L'HÉRÉDITÈ

DANS LES DIVERSES AFFECTIONS

DE L'APPAREIL UTÉRO-OVARIEN

CHAPITRE PREMIER.

APERÇU GÉNÉRAL SUR L'HÉRÉDITÉ.

L'hérédité est un « phénomène biologique » qui fait que, outre le type de l'espèce, les ascendants transmettent aux descendants des particularités d'organisation et d'aptitude (1).

La notion de l'hérédité ne date pas de nos jours.

Quand on fait l'historique d'une question qui touche à la médecine, il est bien rare qu'on ne commence pas par citer Hippocrate.

Dans le livre de la Génération, on trouve en effet que, « dans la semence même de l'homme et de la femme tout le corps fournit : elle vient faible des parties faibles, forte des parties fortes.

« Nécessairement l'enfant y correspond et il ressemble à l'un et à l'autre en quelque chose (2). »

(1) Hippocrate, Œuvres, traduction Littré, t. VII, p. 47
(2) Littré et Robin.

Bien plus tard, mais à une époque encore éloignée de nous, Montaigne s'écriait en penseur profond : « Quel monstre est-ce que cette goutte de semence, de quoy nous sommes produicts, porte en soi les impressions non de la forme corporelle, mais des pensements et des inclinations de nos pères (1). »

C'est surtout depuis les travaux de Buffon, Geoffroy Saint-Hilaire, Darwin, Pritchard et Lucas, que la notion de l'hérédité a pu se former en corps de doctrine.

Morel, Despine, Moreau (de Tours), ont fait des recherches d'une importance réelle.

Enfin, en 1873, un disciple estimé de Herbert Spencer, un de nos amis, M. Ribot, a longuement étudié l'hérédité considérée au point de vue psychologique (2).

Pour la facilité de l'étude, on doit distinguer deux ordres de faits :

1° L'hérédité physiologique ;

2° L'hérédité psychologique.

Cette division est indispensable dans l'état actuel de nos connaissances sur le sujet, car elle permet de passer du connu au moins connu et d'étudier plus facilement les rapports des deux ordres de faits qui se présentent à notre investigation.

Personne ne met en doute l'hérédité physiologique.

Elle comprend la transmission des caractères normaux et des caractères anormaux, ainsi que celle des maladies aux descendants.

Elle peut être :

Directe ;

Indirecte ;

En retour (ou atavisme) ;

Et par influence (représentation des conjoints antérieurs dans la nature physique et morale des produits) (3).

(1) Montaigne, Essais, liv. II, chap. XXXVII.
(2) Th. Ribot, L'Hérédité, étude psychologique, Paris, 1873.
(3) Littré.

Nous avons constamment sous les yeux des preuves indiscutables de la transmission des caractères normaux.

L'hérédité de la structure externe est en effet d'observation vulgaire.

L'influence héréditaire peut se montrer dans les membres, le tronc, la tête. Mais c'est principalement dans le visage, dans la physionomie, qu'elle s'accuse davantage.

La conformation interne est également soumise à l'hérédité et aussi bien pour les parties liquides que pour les parties solides.

C'est ainsi que certaines familles possèdent un sang plus abondant, que d'autres sont hémophyliques de père en fils.

C'est encore ainsi que la forme du système osseux se transmet sans doute possible.

Les idiosyncrasies sont aussi transmissibles par voie séminale.

Girou, Benoiston (de Châteauneuf), Galton ont cité des faits nombreux qui mettent hors de doute l'influence de l'hérédité sur la puissance de reproduction, la durée de la vie, l'immunité dont jouissent certaines familles à l'égard de certaines maladies, etc.

Quant à l'hérédité des anomalies de l'organisation, on ne peut pas plus la mettre en doute que la transmission des caractères normaux.

On trouve dans Burdach, Darwin, Blumenbach, un grand nombre d'anomalies héréditaires.

Cependant la surdi-mutité et la cécité semblent échapper à ces lois.

Mais on doit remarquer avec M. Ribot (1) « qu'il y a des modifications qui par leur nature même sont en lutte avec leur milieu et dont les conditions d'existence deviennent de plus en plus difficiles. D'autres s'y accommodent bien, peuvent être fixées par une élection, soit naturelle, soit artificielle. »

Les déviations du type reviennent à l'état normal au bout de quelques générations.

(1) Ribot, introduction.

Jusqu'au xviii⁰ siècle, les médecins ont admis indistinctement l'hérédité de toutes les maladies. Il y avait là une exagération évidente.

Plus tard Louis, Browne, Roche et Samson soutiennent l'absence de toute hérédité. Exagération inverse.

D'autres auteurs, affirmant la non-hérédité de la maladie elle-même, admettaient la transmission de la prédisposition à la maladie.

Aujourd'hui l'hérédité des maladies nerveuses est un fait acquis en thèse générale.

On discute encore sur le mode d'action des facteurs héréditaires et sur la proportion des maladies nerveuses héréditaires (1).

Nous nous contentons de signaler ici cette transmission des maladies nerveuses, nous réservant de l'étudier plus complètement dans les chapitres qui suivent.

En dehors des névroses, les maladies qui ont le plus de tendance à passer des parents aux enfants sont :

La scrofule;

La phthisie pulmonaire;

Le diabète;

Le cancer;

La goutte;

Les affections dartreuses;

Certains états des yeux;

Et en général les diathèses.

Nous venons de constater l'existence indubitable de l'hérédité physiologique dans l'acception la plus large du mot.

Nous arrivons maintenant à une question plus complexe.

Y a-t-il une hérédité psychologique?

On comprend sans peine qu'au lieu des divers systèmes philosophiques qui nous déchirent, la question ait été chaudement controversée.

---

(1) A. Voisin, Dictionnaire de médecine et de chirurgie pratiques, art. Hérédité.

Il n'est pas douteux, pour tout esprit impartial, que les adversaires de la transmission des facultés intellectuelles et affectives se sont d'abord préoccupés des conséquences d'une telle doctrine. Partant de là, ils ont systématiquement fermé les yeux pour ne pas voir.

Nous n'avons pas à entrer ici dans des détails qui nous forceraient à sortir des limites que nous nous sommes imposées. Nous verrons plus loin dans le cas que nous étudions les faits parler hautement.

Il nous suffit de dire qu'il résulte du travail de M. Ribot, qui a condensé sur le sujet les idées et les faits épars çà et là, que l'hérédité psychologique existe.

Nous n'irons pas jusqu'à dire avec lui que l'hérédité est la loi, la non-hérédité l'exception.

L'étude ne nous paraît pas assez complète pour qu'il soit permis de poser une conclusion aussi entière. Nous croyons même que c'est le contraire qu'il faut dire. Mais on ne peut se dissimuler qu'il existe un nombre immense de faits suffisamment analysés pour affirmer dans beaucoup de cas l'hérédité actuelle et morale.

En ce qui concerne la morale, j'y reviendrai personnellement dans un travail qui est en préparation et que j'intitulerai : « De l'hérédité dans le crime.»

Il ne faut pas oublier que l'hérédité lutte constamment contre quatre forces :

1º L'innéité;

2º La dualité concourant à la représentation, laquelle se répétant a pour tendance de ramener le type général;

3º La diversité totale ou partielle des circonstances ;

4º L'action du grand nombre sur le petit nombre (1).

P. Lucas a évalué à six générations la durée de la transmission des caractères héréditaires.

Qu'on nous permette en terminant ce chapitre, d'appeler l'attention sur un point que les partisans de l'hérédité psychologique ne nous paraissent pas avoir suffisamment mis en lumière.

(1) Littré et Robin, loc. cit.

On sait que la thérapeutique des maladies héréditaires comprend deux modes différents de traitement :

1° L'un préventif, comprenant surtout l'hygiène ;

2° L'autre curatif et rentrant dans les soins spéciaux à chaque maladie.

De même on a pu parfois remédier à certains caractères anormaux transmis d'une manière évidente.

Comparativement, l'éducation peut agir et agit certainement comme correctif de l'hérédité psychologique.

C'est le traitement préventif.

Quant au traitement curatif, je laisse le soin aux hommes compétents à s'en occuper.

Enfin une dernière question peut se poser :

Quels sont les rapports qu'affectent ou que peuvent affecter les deux hérédités dont nous avons rappelé les grands traits?

Il peut y en avoir trois :

1° Un rapport de simultanéité;

2° Un rapport de causalité, l'hérédité étant la cause, l'hérédité physiologique l'effet ;

3° Un autre rapport de causalité mais inverse du précédent.

M. Ribot élimine les deux premiers et rattache l'hérédité psychologique comme effet à l'hérédité physiologique comme cause (1).

(1) Voyez là-dessus Ribal, loc. cit., et Des rapports du physique et du moral, de Cabanis.

CHAPITRE II.

D'après Courty, « l'hérédité de constitution et de tempérament entraîne aussi la disposition héréditaire.

« Peut-être même certaines maladies, telles que le cancer, reconnaissent-elles plus d'une fois pour cause une hérédité plus directe. L'auteur en a recueilli un petit nombre d'exemples qui lui ont paru probants. Il a retrouvé chez des filles des granulations, des leucorrhées qu'il avait trouvées chez leurs mères. Mais il avoue que l'influence de l'hérédité, surtout de l'hérédité directe, ne paraît ni fréquente, ni parfaitement démontrée (1). »

Nous ne sommes pas de l'avis du maître, car dans l'espace de quatre ans, dans notre clientèle particulière, nous avons pu réunir 120 observations d'hérédité directe dans des affections de l'appareil utéro-ovarien.

Il n'est donc pas permis de dire que l'hérédité n'existe pas en ce point.

Nous croyons, en ce qui nous concerne, que cette hérédité est de beaucoup plus fréquente qu'on ne croit généralement.

J'ignore ce que disent les autres auteurs sur ce point, et je ne crois pas qu'il soit utile de le rechercher.

Voici un tableau comparé de mes 120 observations :

Cancer utérin	32
Métrite parenchymateuse	15
Leucorrhée	20
Vaginite exfoliante	10
Tumeur fibreuse	6
Adéno-lymphangite	6
Ulcérations scrofuleuses	20
Ulcérations syphilitiques	6
Granulations	3
Congestions du col	2
Fongosités utérines et intra-cervicales	1

(1) Courty, p. 309.

Si nous prenons chacune de ces affections en détail, nous voyons :

1° C'est le cancer qui occupe la première place. Il ne faut pas s'en étonner. Car l'hérédité joue, comme on le sait, un rôle considérable dans les affections de ce genre.

2° Métrite parenchymateuse. — Ces métrites sont fréquentes, principalement à la suite de l'arrêt de l'involution utérine dans les suites de couche.

3° La leucorrhée, si fréquente chez presque toutes les femmes, occupe une large place dans mon tableau. Cela ne doit pas étonner, car, comme j'ai eu l'occasion de l'observer dans ma nombreuse clientèle féminine, presque toutes les femmes sont atteintes de cette affection.

Quant à la vaginite exfoliante, il ne faut point oublier qu'elle est assez fréquente. M. Terrillon, chirurgien des hôpitaux, a même inventé, pour guérir cette lésion qui a une grande tendance à devenir chronique, un instrument des plus ingénieux.

On n'ignore pas que les tumeurs fibreuses sont très fréquentes. Les divers moyens de traitement qui sont les plus employés sont les suivants :

Les injections d'ergotine par la méthode de Delorre, de Lyon;

L'emploi des courants continus, signalés par Aimé Martin;

L'énucléation au moyen de la laparotomie.

Je me propose de combiner prochainement deux moyens qui peut-être réussiront :

1° Employer la méthode de Delorre ;

2° Employer en même temps les courants continus.

J'ai en ce moment à traiter une femme dont l'observation est assez curieuse. Elle possède trois tumeurs, placées comme suit :

Deux placées l'une près du pubis, l'autre dans l'hypochondre gauche. Ces deux tumeurs paraissent comme enkystées.

La troisième, qui est située plus haut, est intra-pariétale.

Ce qu'il y a de plus curieux, c'est qu'il n'y a pas d'hémorrhagies.

L'adéno-lymphite ne s'est présentée que six fois.

Il ne faut pas oublier que dans les 121 observations que j'ai pu relever, il y avait partout hérédité bien constatée.

Ulcérations. — Les ulcérations du col sont fréquentes, surtout les scrofuleuses et les syphilitiques (1).

Elles présentent généralement une grande tendance à l'envahissement, et ne guérissent en tout cas qu'extrêmement lentement par les procédés de nos confrères.

Je rappellerai à ce sujet que j'ai soigné ces ulcérations par un procédé absolument nouveau et qui m'est personnel.

Je les traitais par des vaporisations :

1° De vapeur pure d'iode ;

2° De vapeur d'iode mélangée avec un courant d'air ;

3° De vapeur d'iode mélangée avec de la vapeur d'eau.

J'ai obtenu ainsi un immense succès, et j'ai été très étonné de voir mes ulcérations guérir en huit jours tout au plus.

Il est vrai que j'avais grand soin de donner un traitement diathésique des plus énergiques.

En ce qui concerne les granulations, mon avis est que l'emploi du cautère Paquelin est ce qu'il y a de mieux à faire. J'ai eu occasion d'en faire un grand nombre.

La congestion du col cède le plus souvent aux décongestionnants, tels que la glycérine, l'acide picrique, la glycérine iodurée, etc.

En ce qui concerne les fongosités utérines et intra-cervicales, j'emploie le plus souvent la section avec de longs ciseaux courbes. Je préfère de beaucoup ma manière de procéder à l'emploi de la curette de Récamier, qui est un instrument dangereux.

L'hérédité joue un rôle puissant dans toutes mes observations. Pas une ne fait exception. Dans tous les cas, il y avait passage héréditaire bien déterminé de grand'mère à mère et de mère à fille.

(1) Note sur le traitement des ulcérations diathésiques du col de l'utérus, par le Dr V. de Fourcauld, *Annales de gynécologie.*

CHAPITRE III.

DES MOYENS DE GUÉRIR L'HÉRÉDITÉ DANS LÈS DIVERSES LÉSIONS
DE L'APPAREIL UTÉRO-OVARIEN.

Certaines règles de conduite médicale permettent dans certains cas de combattre avec avantage l'hérédité.

En thèse générale, l'hérédité morbide ou morale peut être combattue utilement :

1º En s'opposant dans les races de notre espèce aux mariages qui se font dans la grande jeunesse et ceux qu'accomplissent les gens d'une grande vieillesse, car, comme l'a fort bien fait remarquer Lucas, à ces diverses époques de la vie on n'engendre que des produits imparfaits et débiles.

Ce qu'il faut, c'est choisir, c'est le moment de la nubilité qui suit l'accroissement.

Pour l'homme, d'après Marc et Burdach, ce moment est l'âge de 24 ans ; pour la femme, celui de 20 ans.

Il faut aussi, principalement dans le traitement de l'hérédité considérée au point de vue des affections diverses de l'utérus, régler les rapports conjugaux sur l'époque de la plus parfaite santé, du plus entier bien-être des auteurs.

Les conditions de lieux doivent aussi être prises en grande considération : air pur et climats tempérés.

Remarquons que toutes les règles que nous donnons portent principalement sur l'hérédité des affections diverses de l'appareil utéro-ovarien.

Ce qui précède constitue en somme le traitement prophylactique générale.

Si nous nous occcupons de la prophylaxie de la maladie utérine transmise, on doit soumettre la femme dès le jeune âge à des conditions inverses de celles qui ont causé la maladie des ascendants. -

Lucas conseille, lorsque le mal est de source maternelle et surtout lorsqu'il est de nature névropathique et constitutionnelle, d'interdire à la mère de nourrir son enfant. Cette manière de voir s'impose en effet d'une façon absolue.

Mais le plus important, surtout en ce qui concerne le sujet que nous étudions spécialement, si l'emploi méthodique de tous les moyens prophylactiques n'a pu triompher de l'hérédité, il faut principalement rechercher le caractère curable ou incurable de l'affection morbide dont l'hérédité est l'origine et ne pas oublier que l'hérédité a une nature plus rebelle au moyen de traitement et une grande tendance à la récidive.

Il faut aussi tenir compte de l'ancienneté du mal transmis dans la famille, de la gravité et de la légèreté de la forme, de l'heure précoce de son développement chez la femme, de l'état des forces et de l'idiosyncrasie du sujet attaqué.

Enfin, selon Lucas que je tiens à citer en entier : « La règle dans ces cas est de ne se souvenir de l'hérédité que pour employer avec plus de méthode, plus d'ensemble, plus de suite, plus de persévérance, le système des moyens curatifs indépendamment de son origine. (1) »

Ces moyens rentrent tous, on le sait, dans les règles du traitement général et spécial des affections utérines.

(1) Lucas, Traité physiologique et philosophique de l'hérédité naturelle, t. II, p. 929.

Paris. — Typ. de A. Parent, Davy, successeur,
Rue Monsieur-le-Prince, 31.

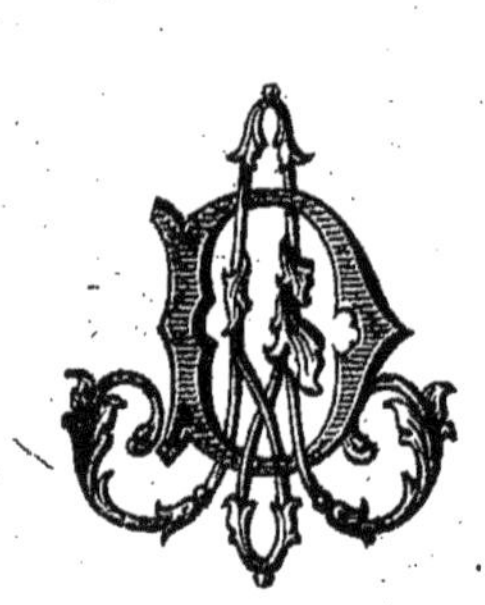

9 782019 2578